식용수소이야기 6

수소 이야기

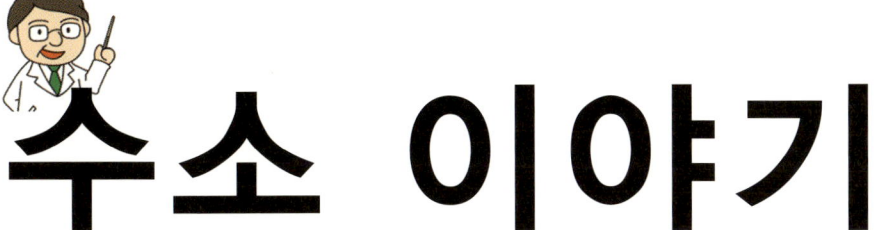

저　자 : **오오타 후미아키**
감　수 : **오오타 시게오** (일본의과대학교수)
옮긴이 : 한국식용수소연구소 소장/박사 **양은모**

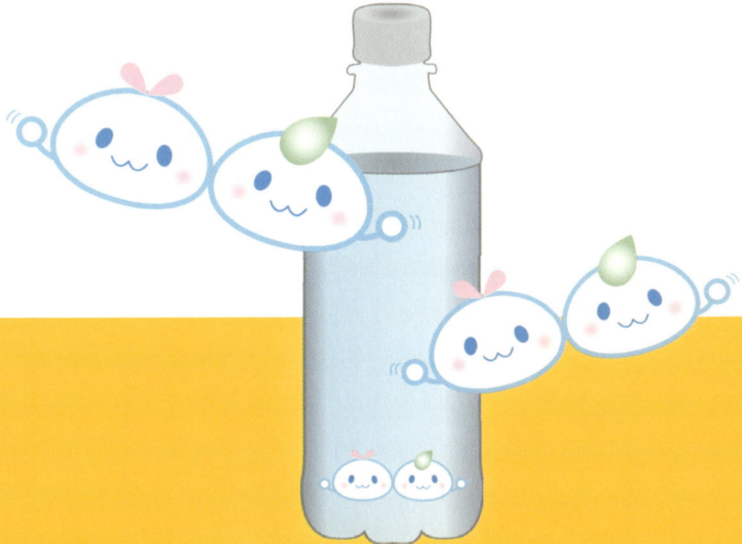

한국식용수소연구소

WALTER SENSEI NO SUISO NO HANASHI by Fumiaki Ohta
Copyright © 2013 by Fumiaki Ohta
All rights reserved
Original Japanese edition published by Sangakusha Co., Ltd.
Korean translation rights arranged with Sangakusha Co., Ltd.
through Eric Yang Agency Co., Seoul.
Korean translation rights © 2013 by KOREA FOOD HYDROGEN INSTITUTE

수소 이야기

들어가면서

수소에 관한 이야기를 어떤 식으로든 알려야겠다는 생각을 하게 된 계기는 '수소? 정말 위험한 것이지!?'라는 한 마디였습니다.

물론 수소하면 물리 실험실에서 '펑'하고 굉음을 내며 폭발하는 것을 연상하게 됩니다.
이렇게 '펑'하며 폭발하는 소리를 내는 건 수소뿐이기 때문에 아주 인상적이라 할 수 있죠. 최근 **[수소수]**, **[수소목욕]** 등 수소수에 대해 TV나 잡지를 통해 자주 볼 수 있게 되었습니다.
하지만 의학 분야에서 발견된 **[수소수]** 연구에 대해서는 그다지 알려진 바가 없습니다.

이런 흥미로운 물질은 아직 없었기 때문에 **수소분자**(분자상 수소)에 대해서 조금이나마 이해할 수 있도록 해야겠다는 생각에서 펜을 들었습니다.

이 책자는 수소에 대해 오해하고 있는 부분과 현시점에서의 연구로 밝혀낸 것들을 일반인들에게 알리려는 하나의 기회로 삼아 정리한 것입니다.

등장인물

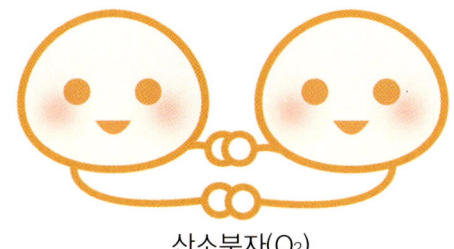

산소분자(O_2)

물 분자(H_2O)

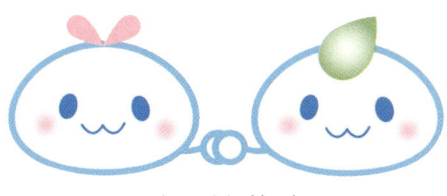

수소 분자(H_2)

목차

들어가면서   6
등장인물   7

Part 1   수소란 무엇인가?

노화의 원인과 싸우는 수소   10
노화는 왜 일어나는가?   12
노화의 원인 활성산소   15
좋은 활성산소 나쁜 활성산소   19
비타민C와 같은 항산화작용   21
뇌와 난자에서도 활약!   23
나쁜 활성산소를 줄이는 포인트   25
산화, 염증, 알레르기에 좋은 수소   27
잠깐 쉬어가기 왜 생명체는 수명이 다른가?   31

Part 2   수소수, 수소목욕, 수소화장품

수소에 관해서   32
수소분자와 수소이온의 차이점   35
잠깐 쉬어가기 수소수와 전해수의 차이점   37

수소화장품에 관해서	38
수소는 염증을 가라앉히는 소방관	39
기미의 원인을 방지	40
수소목욕에 관해서	41
수소는 물 가운데 떠다닌다.	43
잠깐 쉬어가기 수소는 측정이 가능한가?	46
숙취에도 수소	47
수소와 유전자의 관계	49
지방 대사를 촉진시킨다!	50
수소수를 마시면 피곤하지 않다.	52
수소는 몸에 쌓이지 않는다!	53
끝으로	55
해설	56
번역을 마치며	60
저자소개/감수자소개	62
번역자소개	63

Part 1 수소란 무엇인가?

노화의 원인과 싸우는 수소

수소

안녕하세요?
우리는 수소예요~~.
한 개 한 개는 **[수소원자]**라고 합니다. 원자가 서로 한 줄로 손을 잡고 있으면, 이 둘을 **[수소분자]**라고 합니다.

서로 손을 잡고 있으므로, 즉 **[전자]**를 서로 공유(공동 소유)함으로 **[공유결합]**이라고도 합니다. 서로 손을 잡고 결합하여 있으면 안정되게 됩니다.

보통은 이렇게 수소분자 상태로 있지요. 이런 우리에게 불을 갖다 대면 폭발하는 것으로 알고 있지만, 우리는 날쌔게 날아가 흩어지는 성질(확산성 擴散性)을 갖고 있기 때문에, 실제로 폭발하기는 어렵지요.

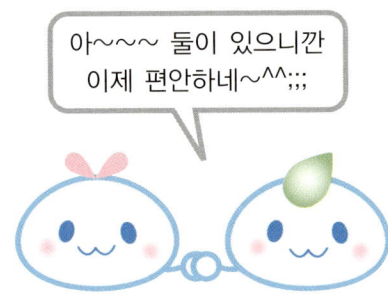

아~~~ 둘이 있으니깐 이제 편안하네~^^;;;

안정

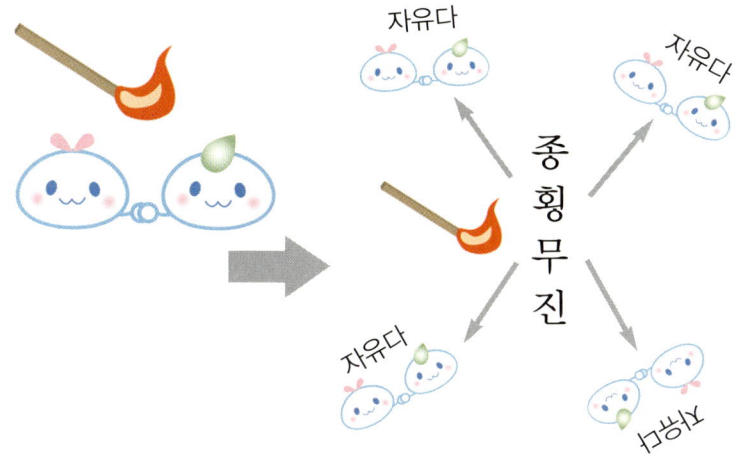

수소

와~~~ 우리들 수소를 연구하시는
양 선생님이다.

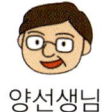
양선생님

오~안녕 수소!
오늘은 너희들 수소가 우리 건강에 어떤 도움을
주는지 얘기해줄게~~.
최근 연구에 의하면 노화방지에 큰 도움이 된다고
밝혀졌어.
인간은 성장하고 나이가 들게 되면 **[노화]**가 진행
된단다. **[노화]**가 뭔지 아니?

수소

음~~~ 우리는 사람들처럼 밥도 먹지 않고, 성장
도 하지 않아 잘 모르겠습니다.

수소이야기 | 11

노화는 왜 일어나는가?

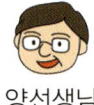
양선생님

[산다]는 것을 에너지라는 관점에서 본다면, [에너지를 만들어 내고 사용하는 것]을 말하지. 에너지가 없다면 밥도 먹을 수 없고, 운동도 할 수가 없지.
그리고 또 하나 중요한 사실은 에너지를 만들어내는 구조 그 자체가 노화의 직접적인 원인이기도 하다는 것이란다.

수소

에너지를 만들어내는 구조?
에너지는 어디서 어떻게 만들어지죠?

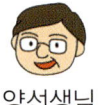
양선생님

세포 속에는 [미토콘드리아]라고 하는 아주 작은 연소기관(燃燒器官)이 매우 많이 있단다.
여기서 에너지가 만들어지지. 그럼 지금부터 [미토콘드리아]에 대해 알아보자.

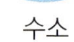
수소

와우~~~ 마치 공장견학 온 것 같이 두근두근 대고, 기대 되네요!!!

이것이 미토콘드리아란다.
크기가 직경 약 0.001mm로 세포 속에서 그 숫자를 늘리기도 하고, 분열하기도 하고, 다른 곳에 달라붙기도 하지.

수소

크기를 비교하면 우리들 수소가 훨씬 작군요. 미토콘드리아의 1만분의 1정도니까.

세포 구조는 그림과 같군요.

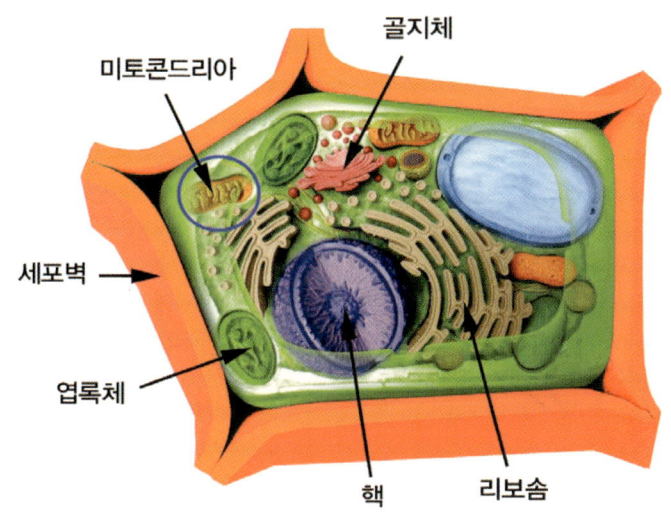

미토콘드리아는 수소보다 1만 배 크다

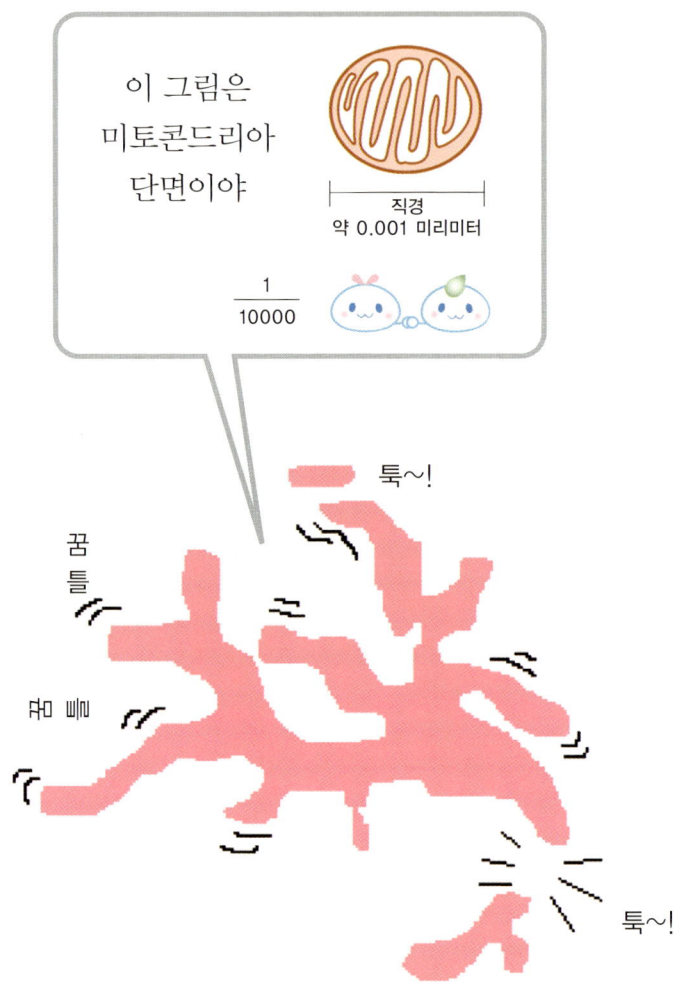

노화의 원인 활성산소

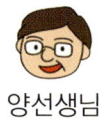
양선생님

미토콘드리아는 우리가 섭취한 음식에서 얻은 **[당분 糖分]**과 호흡에서 얻어진 **[산소]**를 태우는 작용으로 에너지를 생산한단다.

이 미토콘드리아가 에너지를 만들 때 흘러나온 전자(電子)가 **[산소]**에 달라붙어 **[활성산소 活性酸素]**라는 것이 발생된단다.

미토콘드리아가 에너지를 만드는 과정에, 미토콘드리아의 수가 적게 되면 과로(무리)하게 되어, 전자가 쉽게 흘러나오게 되지. 뭐… 고장이 났다고도 할 수 있는 거지.

여기서 흘러나온 전자가 산소와 결합하게 되면, 활성산소가 되고 이것이 바로 노화의 원인이 된단다.

건강한 미토콘드리아가 많이 있다면, 해야 할 일을 서로 나누어하니 고장도 덜 나게 되지. 이것이 노화를 예방하고 젊음을 유지하는 비결이란다.

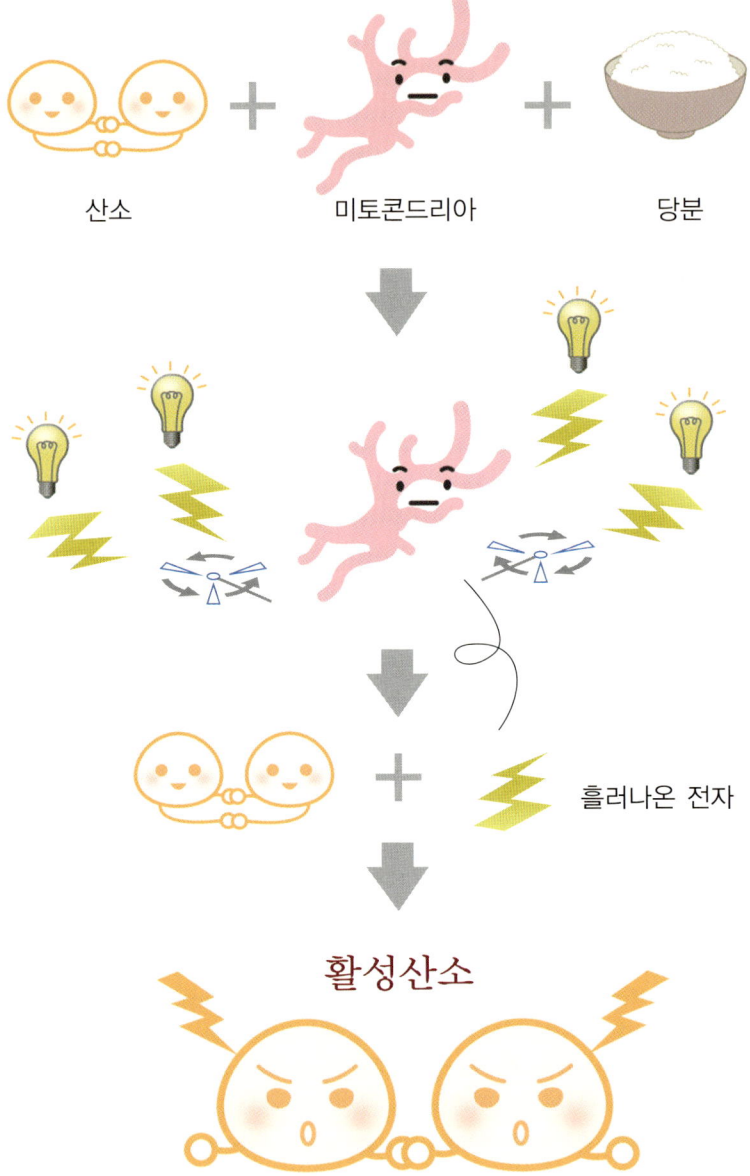

수소

양 선생님!
활성산소의 [활성]이란 무슨 뜻이죠?

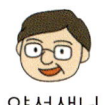
양선생님

한 마디로 말하자면 에너지가 크고 활발하다는 뜻이란다.
산소는 녹슬게 하는 힘(산화력 酸化力)을 가지고 있지.

앞에서 말한 산소는 산화력이 강한 활성산소로, 일반산소보다 산화력이 훨씬 더 강하단다.

세포가 산화되어 손상을 입게 되면 노화나 질병의 원인이 되지.

수소

예~?
살기 위해 에너지를 만드는데, 활성산소도 함께 생겨나서 결국 노화되는군요.

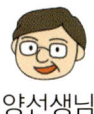
양선생님

그렇지.
그러나 생명체는 세포를 복원하는 능력도 갖고 있단다.
특히 인간은 활성산소로부터 자기 몸을 지키는 능력도 뛰어나서, 활성산소가 발생했다고 해서 바로 노화로 연결되지는 않는단다.

연비가 좋아 부담이 적다

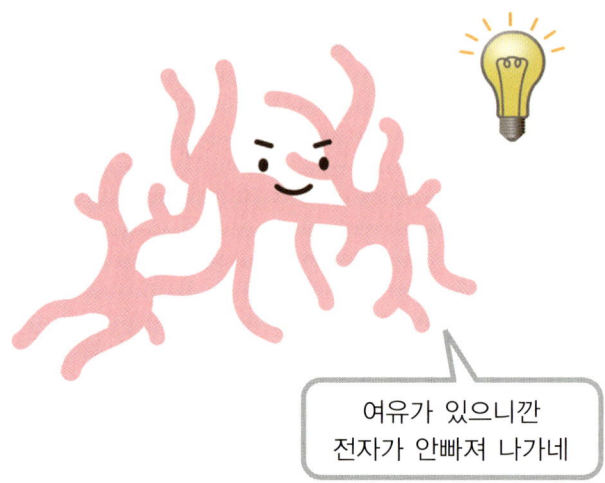

여유가 있으니깐 전자가 안빠져 나가네

미토콘드리아 수가 적어 부담이 많아진다

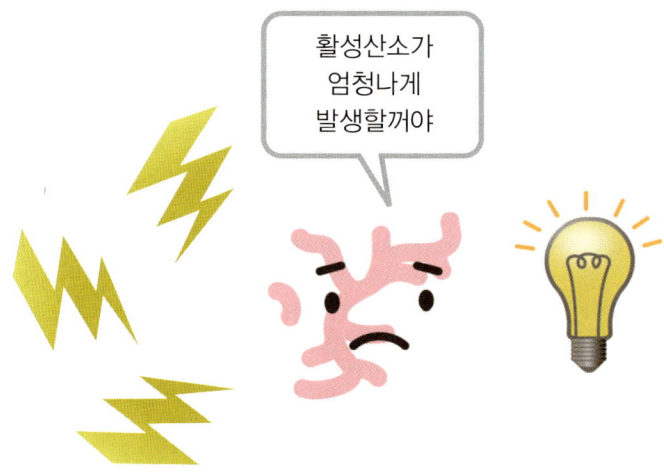

활성산소가 엄청나게 발생할꺼야

좋은 활성산소 나쁜 활성산소

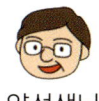
양선생님

활성산소에 대해서 조금 더 이야기 하면.

활성산소에는 건강에 도움이 되는 **[좋은 역할]**과 해로운 영향을 끼치는 **[나쁜 역할]**의 두 가지가 있단다.

미토콘드리아에서 만들어진 활성산소는 살균과 생리활성에 **[좋은 역할]**을 한단다.

수소

산화력을 이용, 건강에 도움을 주는 거네요.

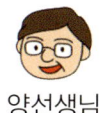
양선생님

그래.
하지만 좋은 역할을 하는 활성산소라도 너무 많으면, 미토콘드리아에 부담을 주게 되지. 전자를 너무 많이 받아 산화력이 점점 강하게 되지.

그리고 산화력이 너무 세진 활성산소는 아무 곳이나 무차별적으로 산화시켜버리는 **[나쁜 역할]**을 하게 된단다. 세포를 공격하고 손상시켜 우리 몸에 커다란 타격을 주게 되지.

수소

접촉하는 것마다 손상시켜 버리는 거네요.

수소이야기 | 19

좋은 활성산소

면역, 생리활성 등

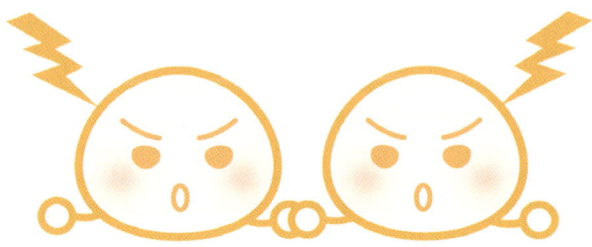

나쁜 활성산소

세포나 유전자를 손상시켜
노화나 병의 원인

비타민C와 같은 항산화작용

양선생님

나는 말이야~.
어떻게 하면 활성산소로 인해 노화하거나, 질병에 걸리는 것을 막을 수 있을까 하는 것을 오랫동안 연구하여 왔단다. 그 대답이 바로 너희 **[수소]**란다.

수소

에~~~! 저희가요?

양선생님

응. 너희 수소는 활성산소가 나쁜 짓을 하기 전에 우리를 대신해 반응해서 몸을 산화로부터 지켜주는 **[항산화작용 抗酸化作用]** 즉 노화나 질병을 막아주는 거란다.

수소

항산화 대표는 비타민C 인데, 우리 수소에게도 이와 같은 힘이 있다는 거네요.

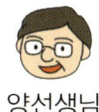
양선생님

맞아! 그렇지만 사실 너희는 비타민C 보다 항산화력 그 자체는 약한 편이지.

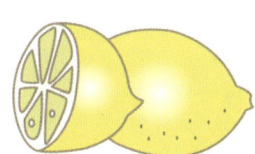 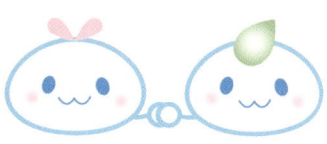

항산화력

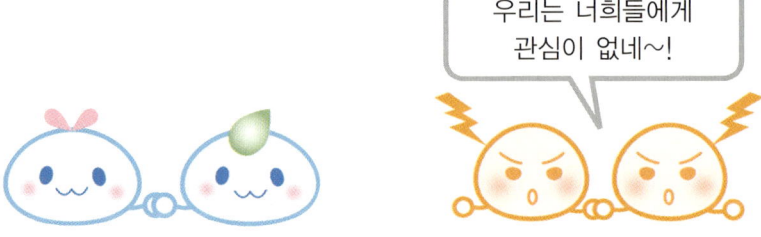
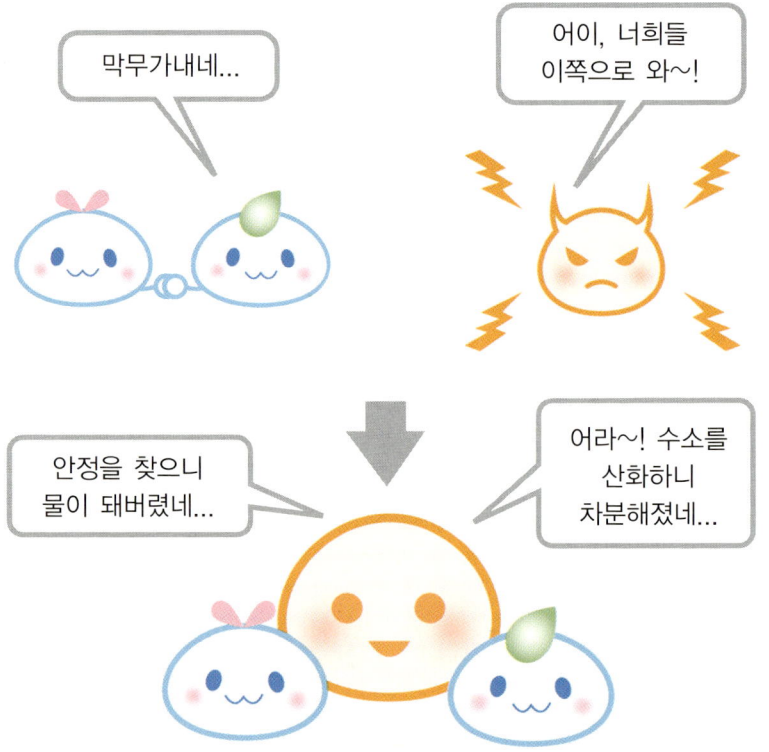

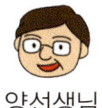
양선생님

[항산화]란 우리 몸의 소중한 것이 산화되지 않도록 대신 산화되는 물질이란다.
너희 수소(H_2)는 쉽게 산화되지 않지.
다시 말하면 수소는 좋은 활성산소의 약한 산화력에는 반응하지 않는다는 매우 우수한 작용이 있단다. 수소가 반응하는 것은 산화력이 아주 강한 나쁜 활성산소뿐이란다.

수소

그렇다면 수소는 산화력이 매우 강하고, 난폭한 나쁜 활성산소에만 반응한다는 뜻이군요!

뇌와 난자에서도 활약!

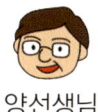
양선생님

맞아! 게다가 너희들(수소)은 몸이 극히 작기 때문에 몸 구석구석 어디든지 통과할 수 있단다.
특히 뇌와 난자는 외부물질을 차단하는 구조로 되어있기 때문에, 비타민C 같은 항산화 물질과 약물은 뇌(머리) 속까지 도달하는 것이 불가능하단다.

수소

비타민C는 너무 커서 뇌에는 들어갈 수 없군요.

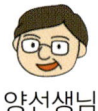
양선생님

그래. 하지만 수소라면, 크기가 극히 작아서 몸 전체 여기저기서 커다란 활약을 할 수 있지. 즉 수소는 몸 전체의 나쁜 활성산소로부터 우리 몸을 지켜줄 수 있다는 것이지.

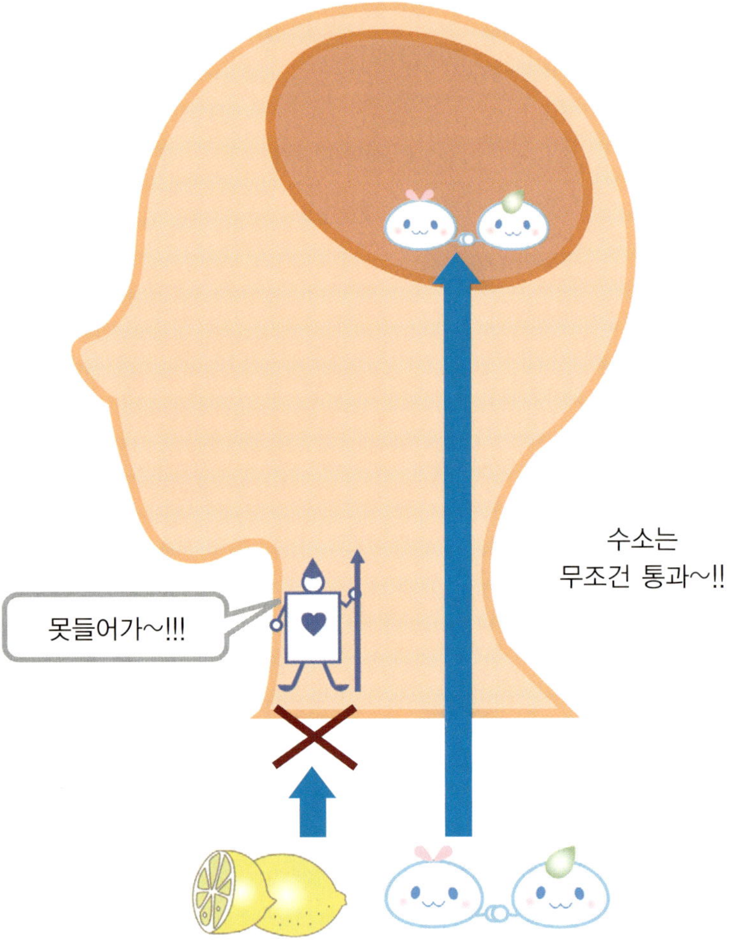

못들어가~!!!

수소는 무조건 통과~!!

나쁜 활성산소를 줄이는 포인트

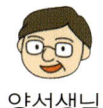
양선생님

여기서는 나쁜 활성산소를 줄이는 포인트를 소개할게.

● **미토콘드리아를 증가시키자!**

미토콘드리아가 많게 되면 활성산소로부터 몸을 지키는 시스템이 원활히 작동하게 되어 나쁜 활성산소가 줄어들게 된단다.

미토콘드리아를 증가시키는 방법은 아주 간단하지.

① 자세를 바르게 할 것, ② 약간 땀이 밸 정도의 운동을 할 것, ③ 운동 전에 밥을 먹지 말 것, ④ 마사지를 자주 할 것 정도로도 충분하단다.

나이가 몇 살이 되든지, 미토콘드리아를 얼마든지 늘일 수 있단다.

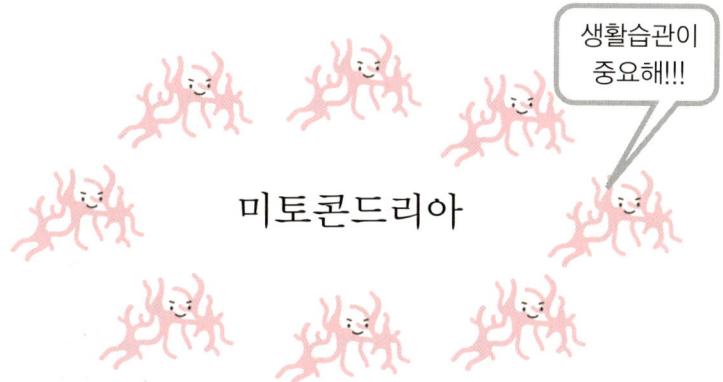

● 급하게 에너지를 만들지 말자!

밥을 급하게 먹거나, 무산소운동을 하거나 하면 미토콘드리아가 과로하게 되어 활성산소가 발생하기 쉬워진다.

과음, 흡연, 수면부족, 불규칙적인 생활, 스트레스 등도 활성산소를 많이 발생시키는 원인이 되지.

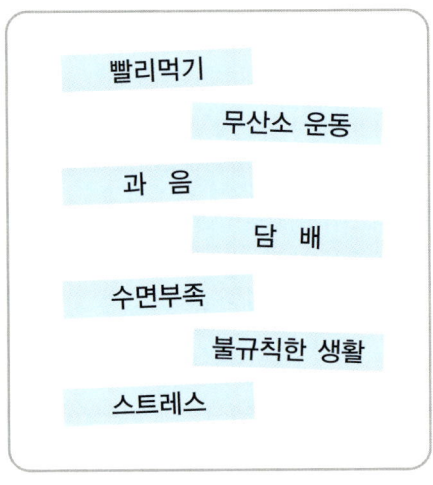

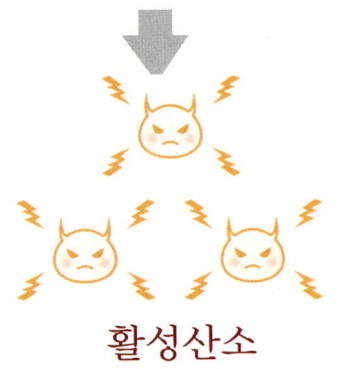

활성산소

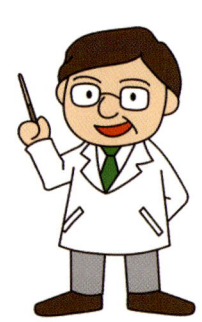

산화, 염증, 알레르기에 좋은 수소

수소

우리 수소분자는 나쁜 활성산소를 제거할 수 있다는 거네요.

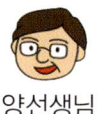
양선생님

그런 작용을 [항산화작용]이라고 하지.
그뿐만 아니라 수소는 염증을 가라앉히는 **[항염증작용 抗炎症作用]**과 알레르기를 잡아주는 **[항알레르기작용]**도 있단다.

너희 수소를 알기 전에는 산화, 염증, 알레르기는 각각 다른 것이라고 생각했었단다. 그러나 악순환의 연결고리(스파이럴, Spiral)로 서로 밀접한 관련이 있는 것을 알았단다.

어떤 순서와 어떤 관계로 연결되어 있는지는 아직 연구단계지만, 이런 악순환의 연결고리를 끊게 되면 건강상태가 훨씬 좋아지게 되겠지.

악순환의 근본적인 원인도 바로 활성산소라는 것이란다.

수소

그렇다면 우리 수소가 나설 차례네요!

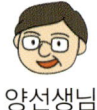
양선생님: 그럼, 수소가 잘 듣는 사람일수록 악순환의 연결고리에 휩싸여 있는 생활을 하고 있다고 생각되니, 특히 주의가 필요하지.

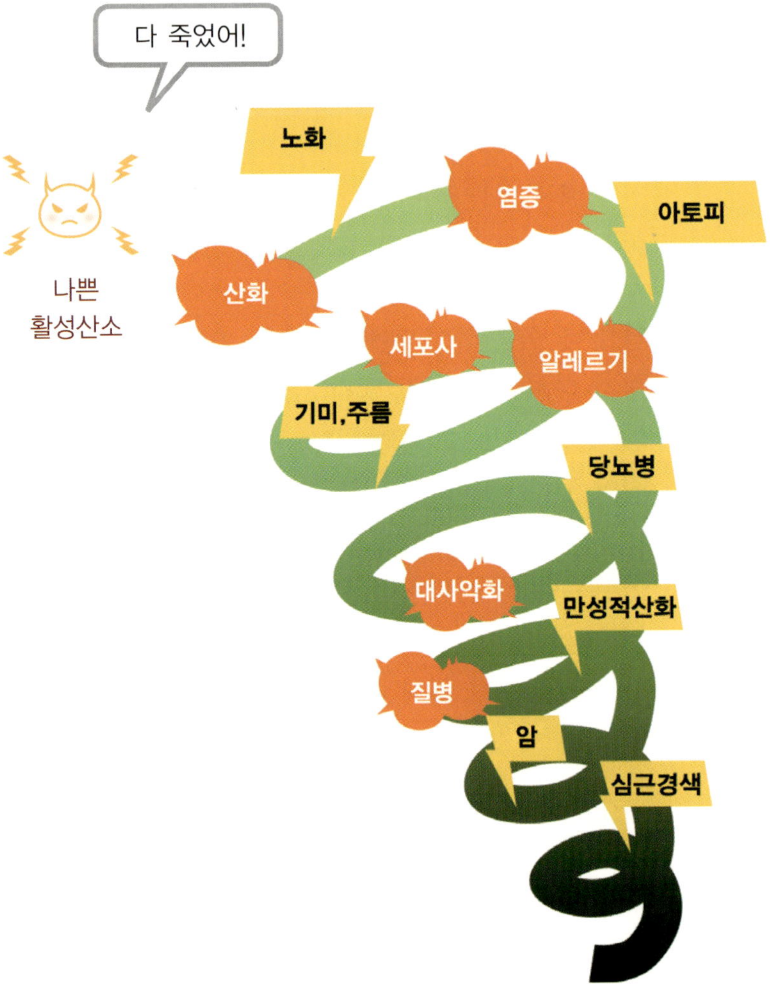

수소

우리 수소가 여러모로 건강에 좋다는 걸 알게 되었어요.
그런데 선생님, 이렇게 작은 우리를 실제 만나 보려면 어떻게 해야 되나요?

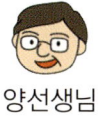
양선생님

수소수나 수소화장품, 수소입욕제 등의 제품을 통해 너희를 만나 볼 수 있지. 수소가스라는 것도 있지만 한국과 일본에선 구하기가 어렵지.
자, 그럼 지금부터 너희를 이용한 제품을 소개해 줄게.

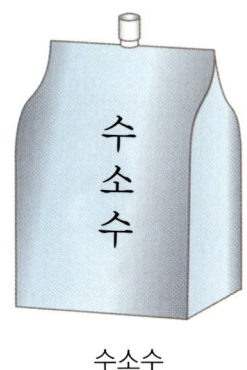

수소수

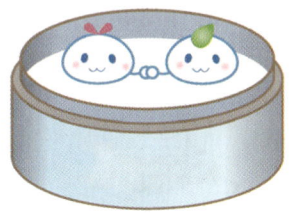

수소화장품

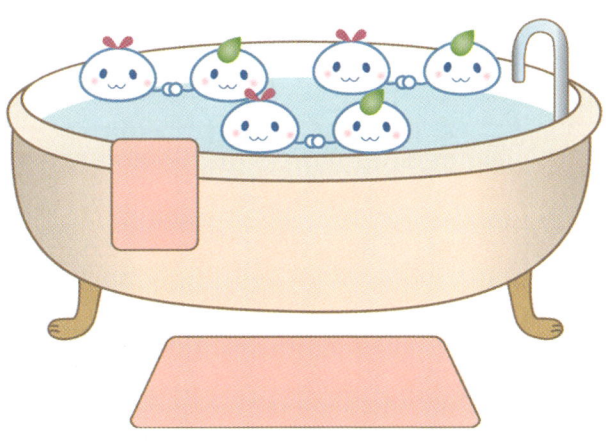

수소목욕

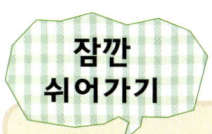

왜 생명체는 수명이 다른가?

수소

양 선생님! 왜 지구상의 생명체는 종류별로 수명이 다른가요?

양선생님

미토콘드리아의 질이 다르기 때문이란다.

수소

몸집이 큰 생명체일수록 장수(長壽)하는 경향이 있다는데, 왜 인간은 비슷한 크기의 동물보다 오래 사는 걸까요?

양선생님

인간은 활성산소를 제거하는 힘과 손상된 유전자를 복원하는 능력을 가지고 있기 때문이지. 유전자가 거의 같은 침팬지보다 훨씬 오래 살 수 있단다.
인간이 지금처럼 진화할 수 있었던 이유도 활성산소로부터 몸을 지킬 수 있었기 때문이지.

수소

오래 산다는 건 좋은 건가요?

양선생님

물론 그렇지.
즐겁고 유익한 일도 많이 있고. 또한 오래 살 수 없게 되면 부모자식 간에만 지식이 전달되지만, 오래 살게 되면 손자에게도 지식을 전달할 수가 있으니까 말이야.

수소

모처럼 대단한 발견을 했다 해도 그것이 후대에 전해지지 않으면 제자리걸음뿐이라는 것이군요.

양선생님

활성산소로부터 몸을 지키는 기능은 생활환경에 따라 크게 달라진단다.
나쁜 활성산소로부터 우리 몸을 지키는 수소는, 젊음을 유지하며 건강하게 살 수 있도록 우리를 크게 도와준단다.

Part 2 수소수, 수소목욕, 수소화장품

수소에 관해서

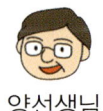
양선생님

수소가 아주 작은 기포(거품)상태로 물에 섞여있는 것이 **[수소수]**란다.
수소수는 **[수소분자]**가 섞여있는 것으로 **[수소이온]**과는 다르단다.
수소분자는 별다른 맛이 없지만, 수소수는 약간 부드러운 느낌이 들지. 맛있네! 라고 말하는 사람도 있단다.

수소는 극히 작기 때문에 페트병 정도는 쉽게 통과해버려.
페트병 뚜껑이 닫혀 있어도 계속 빠져나가 버리기 때문에, 수소수는 알루미늄 같은 금속용기나 특수한 용기에 보관해야 한단다.

수소

수소를 보존하려면 알루미늄 용기가 적합하다는 거네요.

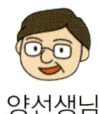
양선생님

그렇지. 그러나 알루미늄 용기라고 해도 안심해서는 안 된단다.

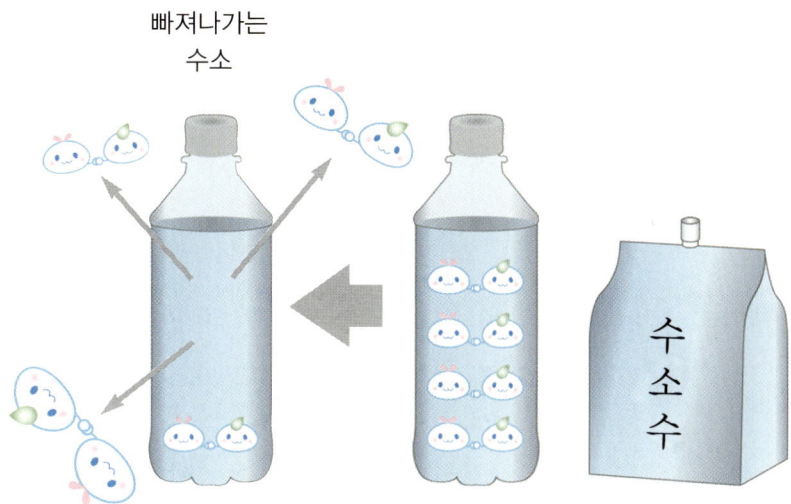

양선생님

용기 안에 공기가 있다면 수소는 또 빠져나가 버린단다.
뚜껑을 꽉 잠근 알루미늄 캔이라 하더라도 뚜껑을 열어서 마신 후 남겨진 물에서는 수소가 계속해서 빠져나가게 되지.

수소

양 선생님, 수소수는 만들어서 몇 시간 안에 전부 마시는 게 좋을까요?

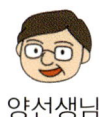
양선생님

음……. 가능하면 컵에 수소수를 부은 후 30분 이내로 다 마시는 게 좋을 거야.
알루미늄 캔 말고, 알루미늄 파우치로 포장된 것은 공기가 덜 들어가도록 할 수 있으니 몇 번 나눠서 마실 수가 있겠지.
수소가 빠진 수소수는 일반 물과 다름없으니까.

수소

차가운 물을 마시기가 힘든 사람은 어떻게 해야 되나요?

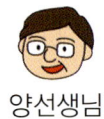
양선생님

수소수를 끓이게 되면 수소가 한꺼번에 빠져나가기 때문에 펄펄 끓여서는 안돼요.

차가운 물을 마시기 힘든 사람은 뜨거운 물과 섞어서 마시면 되겠지.
수소는 따뜻한 물에서도 제법 잘 녹아요. 최신 기술로는 85℃까지도 용존이 가능 하단다.

날아 나오는
　수소

수소분자와 수소이온의 차이점

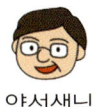
양선생님

수소분자는 수소원자 두 개가 서로 손을 잡아 [**안정**]된 상태를 말하지. 그런데 [**수소이온**]과의 차이점을 알고 있니?

수소

음… 어떻게 다르죠?

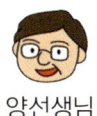
양선생님

이온 상태라는 것은 수소가 손이 증가하거나, 자기 손을 다른 누군가에게 줘버린 상태를 말하지.
우리 생활 속에 있는 수소이온은 수소원자처럼 표현되지만 실제로는 물 가운데에서는 물 분자에 달라붙은 [H_3O^+]라는 상태로 있지.
즉 수소분자와 수소이온은 완전히 다른 성질을 가지고 있지.

이온화 된 수소 (H_3O^+)   **분자상의 수소 (H_2)**

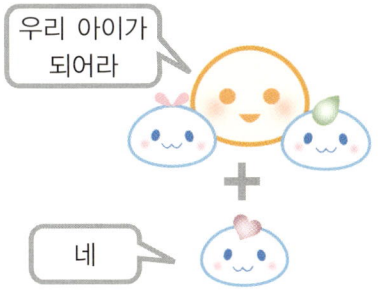
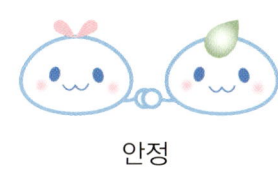

안정

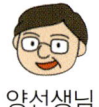
양선생님

차이는 여러 가지가 있지만 수소이온은 천연(天然)의 상태에서는 물속에 존재하지만, 수소분자는 보통 존재하지 않지. 수소이온이 물에 많으면 시큼한 맛이 나지만, 수소분자는 아무 맛도 향도 없단다.

수소는 이렇게 혼자 있으면 **[손을 잡아줘~]** 하며 안정하려고 하기 때문에 초고온하(超高溫下)나 플라즈마와 같은 상당히 특수한 상태가 아니면 **[혼자 있고 싶어]** 라든가 **[손을 늘려서 자기 손을 잡는]** 일은 없지. **[수소분자]** 와는 별개의 것이지.

수소

수소분자와 이름이 비슷하지만 헷갈리지 않아야 하겠네요.

생체 내에서는 존재하지 않는 상태

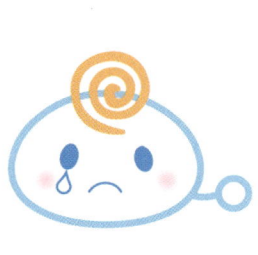
원자상태

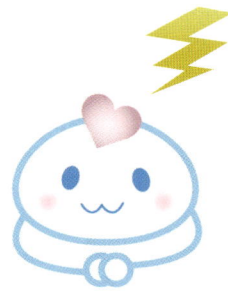
마이너스 수소이온

수소수와 전해수의 차이점

수소

선생님, 가끔 [알칼리 전해수], [알칼리 이온수], [전해 환원수]라는 말을 듣는데 수소수와는 어떻게 다른가요?

양선생님

물(H_2O)을 전기로 [분해 分解, 전해 電解]하면, [수소분자(H_2)]와 [산소분자(O_2)]가 되지.
알칼리라는 것은 물에서 수소원자가 한 개만 없어진 [OH^-]인 상태를 말하지.

수소수는 수소분자가 물에 섞여있는 상태지만, 알칼리 전해수라는 것은 수소분자 외에 알칼리나 전기 분해 할 때 사용한 전극의 금속이 녹아들어 있기도 하단다.

수소

그럼 [전해수] 안에도 수소분자가 일부 있는 거네요.

양선생님

그렇지.
그러나 전해수는 수소가 빠져나가도 물이 [전해]되어 있기 때문에 건강에 좋다고 설명하는 사람도 있지만, 실제로 건강에 좋다고 증명된 연구결과는 없단다.
다만 전해수에도 소량의 수소가(약 100ppb, 0.1ppm 이하) 있어서 수소 흉내를 낼 수 있는 정도지.

수소

수소 농도 면에서는 수소수와는 상대가 안 되네요.

양선생님

수소의 성질과 [농도 濃度]를 제대로 알아야 해.
[전해수]는 [물 자체의 성질이 변한 것]이라고 표현하는 사람도 있지만, 이것도 과학적이지 않으니까 주의가 필요하지.

수소화장품에 관해서

수소
양 선생님, **[수소수로 팩을 하면 미백 효과가 있다]**고 하던데, 정말이에요?

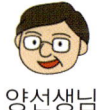
양선생님
기미라는 것은 피부가 산화해 생기는 거니까~. 개인차는 있겠지만, 수소수로 피부가 깨끗해 진 사람은 많은 것 같아.

수소
[수소화장품]이라고 하는 거 좋을 것 같아요.

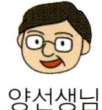
양선생님
수소화장품은 수소의 효과를 정확히 알고, 피부에 맞춰 사용하는 게 좋겠지. **[건조한 피부가 개선됐다]**, **[피부에 탄력이 돌아와서 젊어진 것 같다]**고 얘기하는 사람도 있지.

수소
수소는 여성들에게 좋군요. **[기초화장품]**이네요.

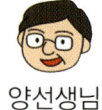
양선생님
게다가 **[염증 炎症]**에 효과가 있으니까, 뾰루지 같은 데도 효과가 있겠지.

수소
염증에 우리 수소가 어떻게 좋은가요?

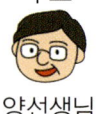
양선생님
염증에 대해 최근 발표 된 것을 보면…….

수소는 염증을 가라앉히는 소방관

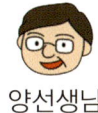
양선생님

염증은 세포가 바이러스 등에 의해 파괴되었을 때, 이상변화를 제거하려고 할 때 일어나는 것이란다. 염증은 몸 안의 **[산불]**과 같은 거야.

세포를 산의 나무, 바이러스는 불과 같은 것으로, 계속해서 나무에 옮겨 붙어 산 전체를 태워버릴 수도 있지. 그래서 불이 더 이상 번지기 전에 피부를 붉게 부어오르게 해, 위험 신호를 보내는 것이 **[염증성 사이토카인]**이라는 물질이지.
건강한 몸 전체가 손상되지 않도록 먼저 이상이 있는 세포 부근만을 태워버리는 거란다.
이것이 **[염증 시스템]**이란다.

수소

최소의 희생으로 우리 몸을 지켜준다는 거네요.

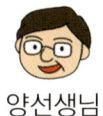
양선생님

그렇지
류머티즘도 **[염증성 사이토카인]**이 원인으로, 만성적인 질환으로 발전하지.
수소가 이러한 염증을 가라앉히는 효과가 있다는 것도 밝혀졌어.

수소

마치 수소는 세포를 지키는 소방관이네요.

기미의 원인을 방지

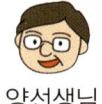
양선생님

수소는 자외선 대책에도 도움이 된단다. 자외선은 비타민D를 만들어 면역력을 높이기도 하지만, 자외선이 너무 과하면 기미의 원인이 되지.

수소

그래서 자외선 차단제인 **[썬크림]**을 바르는군요.

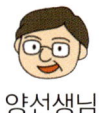
양선생님

썬크림에는 자외선을 반사하는 **[반사제 反射劑]**가 들어있기 때문에 피부를 보호할 수 있지.
하지만 일부 반사제에는 물과 빛에 반응해서 오히려 나쁜 활성산소를 발생시키는 것도 있단다. 그럴 때도 수소가 도움이 되지.

수소

나쁜 활성산소는 몸의 여러 곳에서 발생하는군요. 그렇지만 우리 수소가 있으면 문제없겠지요?

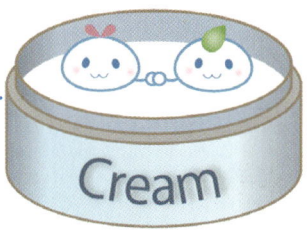

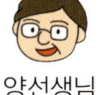
양선생님

그럼. 피부가 산화된다는 것은 피부가 점점 타버리게 되는 것이지. 옛날부터 **[항산화제를 먹는 사람은 피부가 깨끗하다]**고 말했지만, 너희 수소는 근본적으로 피부의 아름다움과 젊음을 지켜줄 것이라고 생각한다.

수소목욕에 관해서

수소

양 선생님, [**수소입욕제**]란 어떤 건가요?
목욕물이 수소수가 되는 건가요?

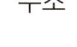
양선생님

그래. 수소가 발생하는 제품을 욕조 목욕물에 넣으면 수소가스가 발생하여 수소수가 된단다. 금속의 일부가 물과 반응해서 수소가 발생하게 되지. 최근에는 마그네슘에 수소분자를 집어넣은 [**수소화 마그네슘**]이라는 새로운 소재를 입욕제에 넣은 것이 주류를 이루고 있단다.

수소

수소수로 목욕하면 어떤 효과가 있나요?

양선생님

앞에서 너희 수소는 아주 작기 때문에 페트병도 빠져 나온다고 말했지? 수소가 사람의 피부를 통과하는 건 더 쉽기 때문에, 수소수 목욕물에 들어가면 순식간에 전신에 수소를 듬뿍 흡수하게 되지.

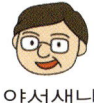
수소

입욕시간은 몇 분 정도가 적당한가요?

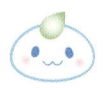
양선생님

7~8분 정도 입욕하면 전신에 수소가 스며들기 때문에, 적당한 온도에서 긴장을 풀고 목욕하면 되겠지. 혈액순환에도 좋다고 하더군.

수소

음…음…. 마치 온천 같은 거네요.

양선생님

그렇지. 옛날부터 [**탕치 湯治**]라고 해서 온천이 건강에 좋다고 여겨져 왔단다. 수소수 목욕을 하게 되면 병을 모르고 살아가게 될지도 몰라.
혈류가 좋아지면 몸속까지 따뜻해지고 땀도 많이 나게 되지. 동맥경화에도 수소가 좋단다.
혈관이 기름으로 끈적끈적해진 사람도 혈압이 정상으로 돌아올지도 몰라.

수소

그래요? 탕치를 집에서 한다면 최고 겠군요!

양선생님

노화나 질병을 예방하려면 매일매일의 생활습관이 중요하단다.
[**나쁜 활성산소 발생을 줄이는 생활습관**] 그리고 [**나쁜 활성산소가 발생했을 때 꼭 제거할 것**], 이 두 가지만 지킨다면 반드시 건강하게 지낼 수 있지.

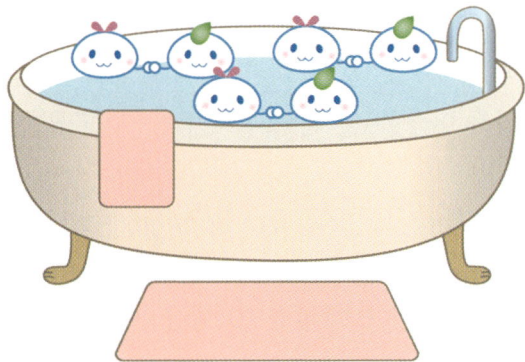

수소는 물 가운데 떠다닌다.

수소

양 선생님, 우리가 물에 녹은 수소수나 목욕물에 녹아 있는 수소수 목욕에 대해서는 알겠어요. 하지만 그 때 우리 수소는 어떤 상태로 존재하나요?

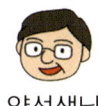
양선생님

수소가 물에 녹아 있다는 것은 수소분자 상태로 물속에 존재하고 있는 상태를 말하지.

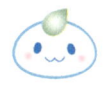
수소

수소분자 상태 그대로 물속에 있다고요?

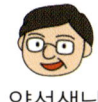
양선생님

물고기가 물속에서 아가미 호흡하는 것을 생각해 보면 상상이 될 거야.
물고기가 물속에서 살아갈 수 있는 것은 아가미로 물속에 녹아있는 산소를 흡수하고 있기 때문이지?
수소도 산소와 마찬가지로 수소분자 상태로 물속에 떠다니고 있단다.

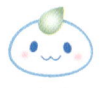
수소

왠지 물속에서 장난치고 있는 것 같네요.

양선생님

앞에서 수소수를 주전자로 끓이면 수소가 계속 빠져나가 버린다고 얘기했지?
다른 기체와 비교하면 너희 수소는 비교적 물 온

수소이야기 | 43

도가 올라가도 쉽게 빠져나가지 않는 편이란다.

수소

저희 수소수끼리 아무리 밀치기 장난을 친다고 해도 물한테는 못 당하는 거 아닌가요?

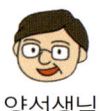
양선생님

너희는 너무 작고 너무 가벼워서 너희끼리 밀치기 장난친다고 해도 물은 크게 영향을 받지는 않아. 그리고 수소수에서 [산화환원전위 酸化還元電位]라고 들어 본 적이 있니?

수소

아니요. 가르쳐주세요.

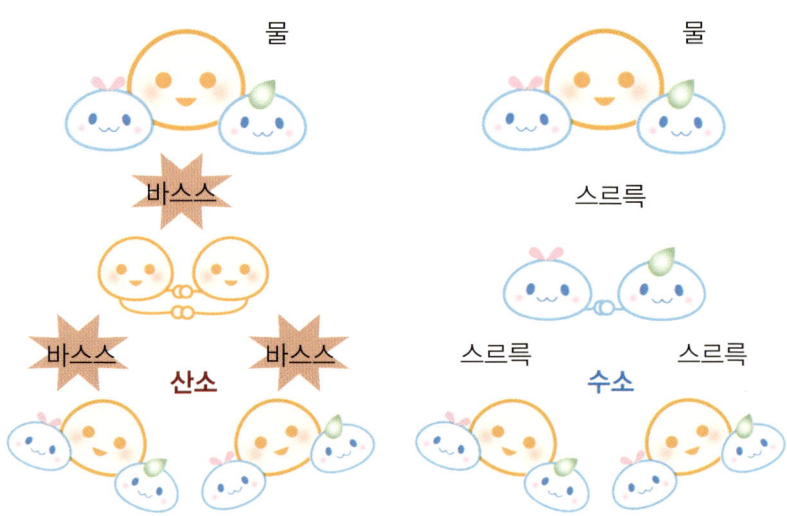

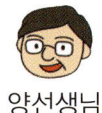
양선생님

[산화환원전위, ORP] 라는 것은 **[물의 산화상태]** 를 나타내는 거야. 수소수 겉포장에 표시가 되어 있는 것도 있단다.

산소는 산화력이 매우 강하기 때문에 산소가 많은 물의 **[산화환원전위]** 는 플러스(+)가 되지.

수소는 산화의 역작용, 즉 환원(還元) 작용이 있기 때문에 수소가 들어 있으면, 마이너스(-)가 되지. 그래서 수소수는 **[산화환원전위]** 가 마이너스(-)가 되는 거야.

다르게 말하면, 물속에 산소가 없으면 그 수치는 내려가게 되고, 너희 수소를 많이 녹이면 물속의 산소가 밀려나서 환원된 물이 된단다.

그래서 수소수는 **[산화환원전위]** 가 낮다 즉 마이너스(-)라고 말할 수 있지.

단, 다른 기체를 녹여서 산소를 밀어내거나, 물을 알칼리성으로 만들거나 해도 마이너스(-) 수치가 가능하지.

그러니까 **[산화환원전위]** 는 반드시 수소의 양은 아니란다.

잠깐 쉬어가기

수소는 측정이 가능한가?

수소

그런데 우리 수소는 눈에 보이지도 않고, 맛도 냄새도 없는데 측정이 가능한가요?

양선생님

물론이지. 수소가 어느 정도 물에 녹아있는지 측정할 수 있어. 수소의 양을 측정할 수 없다면, 수소수의 효과도 조사할 수가 없겠지.

유감이지만 수소가 보이지도 않고, 냄새도 맛도 없다는 것을 이용해서 수소분자가 들어있지 않은 **[수소수]**와 **[수소화장품]**도 많이 팔리고 있다는 거야.

수소

그런 일은 좀 없었으면 좋겠네요.

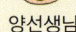
양선생님

우선 바른 지식이 필요하단다.

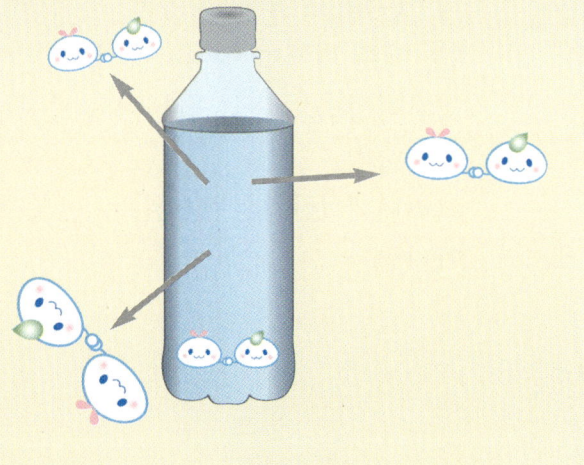

숙취에도 수소

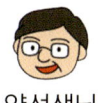
양선생님: 음~ 술은 참 맛있지. 너무 많이 마셔 숙취(熟醉)가 되기도 하지.

수소: 선생님! 과음은 몸에 독이에요.

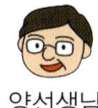
양선생님: 옛날부터 술은 백약의 으뜸이라 했지.
혈액순환에도 좋고, 즐겁게 마시는 술은 스트레스 발산에도 도움이 된다고 했지.

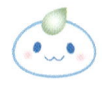
수소: 그럼, 어떤 때 독이 되나요?

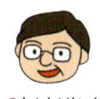
양선생님: 알코올 분해는 나쁜 활성산소로부터 몸을 보호하는 것과 똑같은 시스템을 이용하고 있지.

알코올을 분해하는 능력에는 개인차가 있어, 허용량을 초과하게 되면 점점 활성산소가 발생하게 되지. 메슥거림, 두통은 활성산소가 몸을 괴롭히고 있는 증거란다.

수소: 그럼 숙취에도 수소수나 수소목욕이 효과가 있다는 건가요?

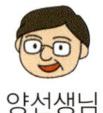
양선생님

그렇지!
자 그럼, 수소수와 수소목욕으로 내일에 대비하자.

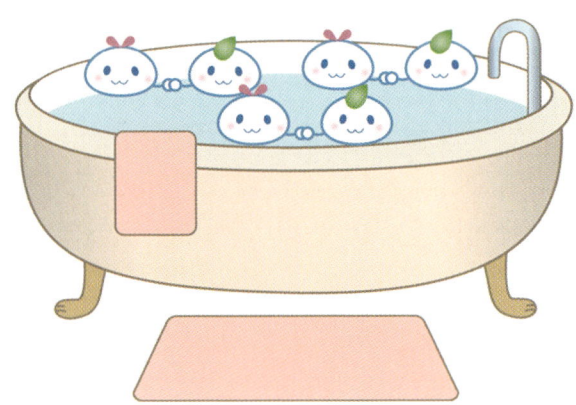

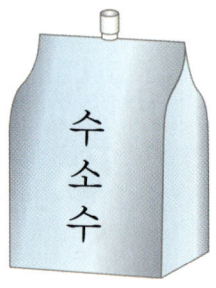

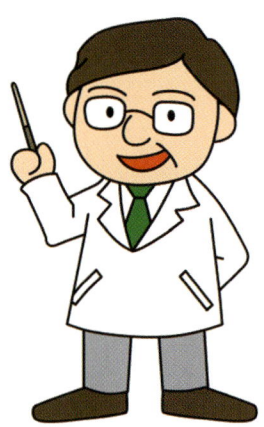

수소와 유전자의 관계

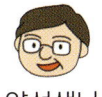
양선생님: 자, 다음은 수소와 유전자의 관계에 대해서 얘기하자.

수소: 유전자란 어떤 것이죠?

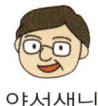
양선생님: [유전자]는 부모로부터 자녀가 이어받는 세포 속에 있는 설계도지.

유전자 설계도에 따라 단백질이 만들어지게 되고, 대사가 이루어지기 때문이지.
유전자는 건강을 유지하기 위해 중요한 역할을 하고 있지.

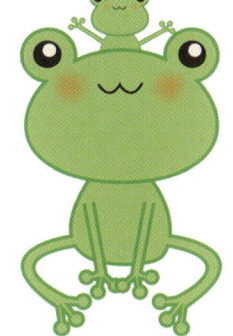

수소: 그래요? 유전자가 대단히 중요한 것이군요.

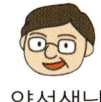
양선생님: 그래. 유전자가 활성산소에 의해 손상을 받게 되면 노화나 질병의 원인이 되기 때문에 소중히 지켜야 하는 거야.

수소: 우리가 활성산소로부터 몸을 지켜야겠네요.

지방 대사를 촉진시킨다!

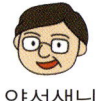
양선생님

너희 수소의 역할은 아직도 많아.
최근 연구에서 너희가 유전자에 좋은 영향을 준다는 게 밝혀졌어. **[유전자스위치]**라는 말 들어봤니?

수소

최근에 **[장수유전자 長壽遺傳子]**라는 말은 자주 들어요. **[유전자스위치]**가 켜지면 장수한데요.

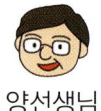
양선생님

응. 그렇지.
장수유전자 이외에도 유전자에는 많은 스위치가 있어. 생활하는 환경이나 음식, 다시 말하면 생활 습관에 따라 여러 유전자 스위치를 켜거나 끄거나 하지.

그리고 수소가 **지질대사(지방을 태우는 것)**를 촉진시키는 단백질을 만드는 유전자 스위치를 가동시키고 있다는 걸 밝혀냈어.

수소

그렇다면 **[다이어트]**에도 우리가 도움이 된다는 거네요.
우리 수소가 증가하면 지방이 계속타서 없어지겠네요?

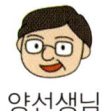
양선생님

음~~. 확실히 지방 연소를 잘 시키는 건 맞는 것 같아.
수소가 유전자 스위치를 반대로 꺼버릴 때도 있어.
예를 들면, 앞서 얘기 한 **[염증성 사이토카인]**의 스위치 등이 그런 것이지.
다시 말하면 수소는 건강에 좋은 방향으로 유전자 스위치를 켜거나 끄거나 하는 것이지.
단, 수소가 유전자 스위치를 켜거나 끌 수 있는 이유는 아직 연구 중이고 밝혀내지 못한 것들도 많단다.

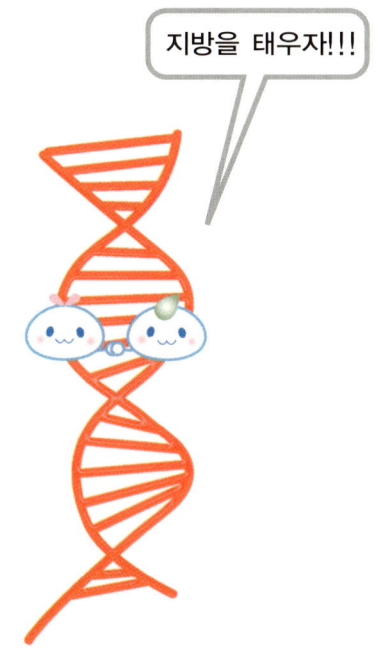

수소수를 마시면 피곤하지 않다.

양선생님
운동할 때의 효과도 밝혀졌어.

수소
그러고 보니 [스포츠선수]들도 수소수를 마신다고 들은 적 있어요. 정말인가요?

양선생님
수소는 운동을 똑같이 한다 해도 젖산이 쌓이지 않게 하는 결과도 있단다.
근육 피로도 없애준다는 논문 발표도 있었어.

수소
운동을 해도 피곤하지 않다면, 건강에는 굉장히 좋은 거네요!

양선생님
지질대사가 높아지는 것과 피로의 관계를 연구 중에 있단다. 그 외에도 수소에는 좋은 효과가 너무나 많이 있기 때문에, 앞으로 연구해야 할 과제가 산적해 있지.

수소
이런 것을 [기쁜 비명]이라고 하는 건가요?

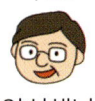
양선생님
아직도 밝혀지지 않은 부분이 많지만 수소는 건강에 크게 도움이 될 것 같아.
모두가 언제까지나 젊고 멋진 인생을 보낼 수 있게 너희 수소가 도와줬으면 좋겠어.

수소는 몸에 쌓이지 않는다!

수소

선생님, 우리도 이제 슬슬 여행을 떠나야 할 것 같아요.

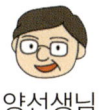
양선생님

작별이구나. 너희 수소에게는 확산성이 있기 때문에 날아가는구나.
너희의 확산성 덕분에 수소는 체내에 많이 섭취하더라도 반응해야 할 나쁜 활성산소가 없을 경우에는, 몸에 쌓이지 않고 몸 밖으로 **[즉시 배출]**되지. 그래서 부작용이 없는 거야.

수소

안전 · 안심이네요.

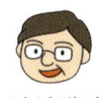
양선생님

수소가스, 수소수, 수소목욕, 수소크림, 수소주사액, 수소오일 등 너희는 앞으로도 여러 모양으로 의료 현장이나 미용분야에서 자주 만나게 될 것 같아.

수소

양 선생님,
오늘 많이 가르쳐 주셔서 고맙습니다.
또 만날 때까지 건강하세요. (*)

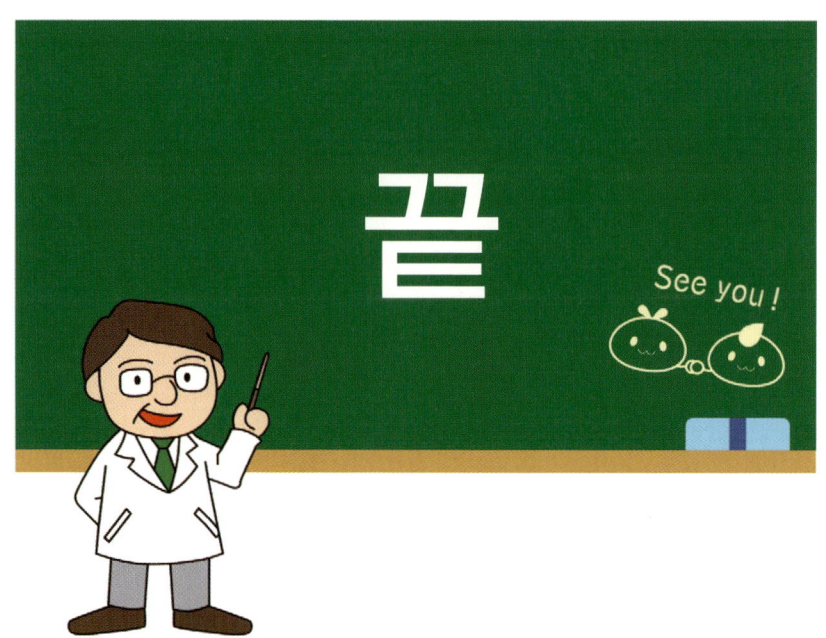
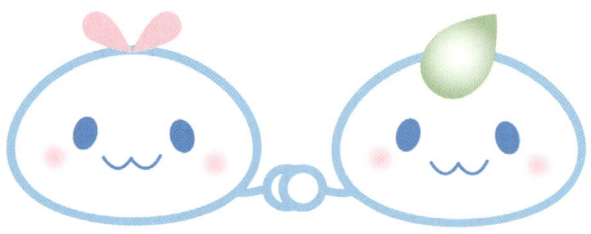

끝으로

끝까지 읽어주셔서 고맙습니다.
수소분자나 관련제품의 기본적인 것에 대해서 가능한 한 알기 쉽게, 가능한 한 오해 없게, 가능한 한 정확하게 라는 생각을 가지고 글을 썼습니다만 어떠셨습니까?
어떤 것이라도 사용방법을 제대로 아는 것이 중요합니다만, 그 전에 기본적인 것을 알아두면 어떤 것이 바른 정보이며, 어떤 것이 틀린 정보인지를 알게 됩니다. 이 책이 한 사람이라도 더 많은 사람에게 유용한 정보가 된다면 필자로서 기쁘게 생각합니다.

더욱 상세한 이야기는 - 예를 들면 나쁜 활성산소는 좋은 활성산소의 100배 이상 산화력이 강하다 라든지, 수소분자 1개로 2개의 나쁜 활성산소(히드록실라디칼)를 제거할 수 있다 - 에 대해서는 또 다른 기회에 소개할 수 있었으면 좋겠습니다.
이 소책자를 출판하는데 있어 해설해 주신 오오타 시게오 선생님 고맙습니다. 또 저의 낙서 같은 그림을 귀여운 그림으로 새롭게 그려주신 사카구치 모모코님, A·I님 두 분도 여기 고마운 마음을 글로 전합니다. 고맙습니다.

2012년 12월 14일

오오타 후미아키

해설

오오타 시게오 (일본의과대학교수)

학술서는 아니지만 과학적으로 아주 이해하기 쉬운 수소에 관한 설명이었습니다.

최근에는 수소분자(H_2 : 지금부터 저도 [수소] 라고 부르겠습니다)의 의학적 연구에 편승한 가짜 상품도 나돌고 있고, 과학적이지 않은 잘못된 수소 지식을 퍼뜨리고 있는 사람도 적지 않습니다.

같은 [수소]라는 이름을 쓰지만 전혀 다른 것도 있다는 것을 알아 주셨으면 합니다.

물질이라는 것은 약간의 차이만으로 전혀 다른 물질이 됩니다. 예를 들면, 다이아몬드와 숯은 같은 [탄소(C)]로 이루어져 있지만, 탄소의 배치가 다른 것뿐입니다. 또 [물(H_2O)]은 [수소(H)]와 [산소(O)]로 되어있지만 양쪽의 성질을 갖고 있는 것은 아니라는 겁니다.

우리가 수소의 의학적 연구를 본격적으로 시작한 것은 2005년입니다. 새로운 연구를 시작해서 논문이 나오기까지는 수년이상 걸리는 것이 일반적이지만, 2007년 에는 의학 잡지의 최고봉인 [Nature Medicine]에 채택되어 논문이 발표되었습니다. 우리는 활성산소에 관해서는 축적된 많은 경험이 있었기 때문에 비교적 순조롭게 연구 해

나갈 수 있었습니다.

그 후 5년 간 전 세계 많은 연구자에 의한 수소 관련 학술 논문이 매년 증가하여 현재는 250개 이상의 논문이 발표되었습니다. 수소의 효과가 너무나 현저하기 때문에 당장은 믿지 못하고, 믿어질 때까지 수차례 실험을 반복하고 연구하는 학자도 많이 있습니다. [수소 같은 흔한 물질에 이만한 효과가 있을 수 없어!] 라고 단정 짓는 사람도 적지 않았습니다. 하지만 최근 들어서는 의심할 여지가 없을 정도로 인식이 바뀌었습니다.

동물실험의 결과와 사람에 대한 실험결과가 같지 않을 때가 종종 있습니다. 믿을 수 없을 만큼의 많은 양을 동물에게 먹이거나 마시게 하여 무리하게 변화를 얻어내어 **[효과가 있다]**라고 하는 경우도 있습니다. 또 실험에 사용하는 순수한 혈통의 (유전적으로 같은 형질을 가진) 동물에는 효과가 있지만, 개성(個性)이 있는 인간에 대해서는 확실한 결과를 얻을 수 없을 때도 많이 있습니다.

수소는 인간에 대한 효과에 관해서도 이미 많은 논문이 발표되어 있습니다.

앞으로 수소가 실제로 치료에 사용될 수 있도록 하고 싶습니다.

긴급할 때는 수소 가스를 들이 마시게 해야 될 지도 모릅니다. 전 세계의 구급차에는 수소가스통이 실리게 될 지도 모릅니다. 전 세계 병원 수술실에는 수소가스관을 설치하게 될지도 모릅니다. 치료에 사용하기 위해서는 엄밀한 임상실험을 거듭해야 할 필요가 있습니다.

또 한 가지는 일상적으로 수소를 섭취할 수 있도록 만들어 건강한 삶을 누릴 수 있도록 도와주는 것입니다.

병을 예방하는 것입니다. 건강하게 살기 위해서는 예방이 제일입니다.

대부분의 질병에는 해로운 활성산소가 관계되어 있습니다.

그러나 대다수의 항산화물질은 병을 예방할 수 없었습니다. 수소처럼 필요한 곳에 도달할 수가 없었기 때문이죠. 또 필요한 좋은 활성산소도 모두 없애 버리는 역효과를 불러왔습니다.

수년 전에는 수소수라고 해서 가짜가 많았습니다만, 성실하게 좋은 품질의 제품을 제조해 온 기업들로 인해 정직한 수소제품이 보급되고 있음을 피부로 느끼고 있습니다.
게다가 수소의 특성으로 피부로부터 수소를 흡수하는 것도 가능합니다. 수소목욕, 화장품 등 생활 속 수소가 보급되고 있어 수소의 앞으로의 행보가 기대됩니다.
이 책으로 인해 수소에 대한 이해가 조금이나마 깊어진다면 정말 감사 할 따름입니다. (*)

번역을 마치며

가장 이상적인 항산화제! 수소!
수소를 보다 많은 사람에게 전파해야겠다는 것이 평소의 소신이었다. 분명 처음에는 내 몸을 먼저 고쳐보겠다고 하는 작은 생각과 소망으로 수소를 공부했고, 그 초기 목표는 쉽게 달성했다.
수년간의 고통스럽고 지루하고 괴롭던 진통제와 소염제와 위장보호제로 소비되던 시간이, 단 몇 일만에 수소로 해결되니 이번엔 약간 욕심이 생겼다.
분명 돈도 벌 수 있을 것이고, 많은 사람에게 존경도 받게 될 것이라고 생각했다. 그러나 그도 잠시뿐 이제는 수소를 널리 알려야겠다는 욕심이 더 앞선다.
많은 사람에게 건강과 행복을 전해주는 것이 나의 사명인 것처럼 말이다.
백세건강연구소 - 에서 수소수에 대한 교육 자료가 필요하다며 원고를 한 움큼 가져왔다. 수소수에 대한 연구가 상당함을 알 수 있어 무척 기뻤다.

나는 거의 40년 간 일본인들과 거래관계를 이어 오면서, 늘 꿈에 그리는 것이 하나 있었다.
바로 일본을 우리의 기술이나 실력으로 이기고 싶다고 하는 것이다. 일본은 내게 있어 항상 넘지 못할 산이고 배워

야할 위대한 선생이었다.
일본에는 내가 필요로 하는, 내가 꿈에 그리는 거의 모든 것이 있었다.
그러나 일본 사람과 일대일로 붙어서는 진적이 없는 나였다. 그러나 기술면에서는 삼성에 근무하면서부터, 대림 오토바이 회사 근무할 때도, 리빙스타에서 근무하면서도, 수소사업을 할 때도 항상 배워야할 선생님이었다.
내가 평소 꿈꾸는 것, 어떻게 하면 기술면에서 우위에 있는 제품을 일본에 수출할 수 있을까 하는 것이었다.

그런데 그 꿈이 실현될 것 같다.
단순한 제품이 아니고 기술과 실력으로, 일본에서 수십 년간 연구와 임상 시험한 것을, 몇 년 만에 뛰어넘을 수 있을 것 같다.
한국인은 물론 세계인을 건강하게 할 수 있는 좋은 물 기계(정수기)를 한국에서 생산하여 일본과 미국과 독일에 수출하는 그날이 다가온 것 같다. (*)

2013년 10월 10일

번역자 양 은 모

[저자소개]

오오타 후미아키
1981년 후쿠시마 현 출생
수소 의학, 건강, 미용분야에의 응용 연구 개발을 함

[감수자소개]

오오타 시게오(太田成男)
일본의과대학 교수
1951년 후쿠시마 현 출생
1974년 도쿄대학이학부 졸업
1979년 도쿄대학 대학원 약학계 연구과 박사과정 수료, 스위스 바젤대학 바이오센터 연구소 연구원, 자치의료대학 강사, 조교수를 거쳐, 1994년부터 현직.
30년 이상의 연구를 통해 미토콘드리아가 건강과 밀접하게 관계되어 수소의 항산화작용이 유효하다는 것을 발견. 일본 미토콘드리아 학회 이사장, 일본 CellDeath학회 이사장, 분자상 수소의학 심포지엄 회장 등을 맡고 있음.

[몸이 젊어지는 기술] (산마크 출판)
[미토콘드리아와 공존] (세나 히데아키 공저, 카도카와 서점)
[미토콘드리아의 힘] (신쵸사) 등 저서 다수

[번역자소개]

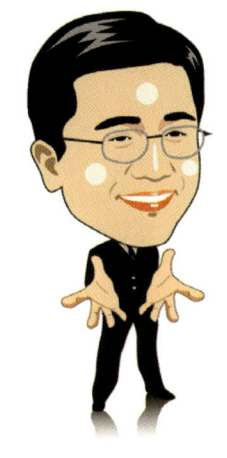

양은모(梁殷模)

1952년 경기도 김포 대곶면 출생, 숭문중고등학교 졸업, 인하대학교 공과대학 졸업(학사), 한국외국어 대학교 경영대학원 졸업(석사), 미국 AAU대학교(명예보건학박사), ㈜리빙스타(대표이사) 근무, 고려대학교 평생교육원 강사, 경기대학교 평생교육원 강사, 월간 파워코리아 고문, 한국 평생교육원 교수, 밸류리빙사 대표(현재), 한국식용수소연구소 소장(현재)

국무총리 표창(1999년), 대한민국 발명특허대전 은상(2007년), 대한민국을 이끄는 혁신리더(2015), 대한민국 미래경영대상(2015), 대한민국 가치경영대상(2015), 환경부장관표창(2016), 대한민국을 이끄는 혁신 리더상(2017), 도전 한국인 대상(2017)

번역서 및 저서 : 수소의 가능성(2008), 식용 수소와 건강 혁명(2009), 수소 임상보고(2010), 수소와 생활(만화)(2011), 암이 사라졌다!(2012), 수소 이야기(2013), 대한민국 건강지도가 바뀐다!(2014), 기적의 수소혁명(2016), 대한민국 명강사 22인(2017, 국민성공시대) 등

방송출연 : SBS-TV, MBC-TV, 머니투데이-TV, 서울경제-TV 등 다수
매스컴 : 건강 다이제스트, 뉴스메이커, 파워 코리아, 시사 매거진, 대한 뉴스, 매일 경제, 다이나믹 코리아, 룩스 맨, 스포츠 조선, 더 뮤직, 독서 신문, 이 뉴스 투데이, 국제 뉴스, 연합 뉴스, 이코노미 뷰, 헤럴드 경제, 아시아뉴스 통신 등 다수

자격증 : 발효효소 기술사, 정혈 요법사, 아토피 지도전문위원, 이미지 메이킹 지도사 1급 등 다수

수소 이야기

초판발행일 2013년 11월 11일
2쇄   2014년 9월 18일
3쇄   2016년 2월 1일
4쇄   2018년 1월 25일

저 자   오오타 후미아키
감 수   오오타 시게오
번역자   양은모
발행자   양은모
발행처   한국 식용 수소 연구소
         카페: http://cafe.daum.net/kosuso
         서울 도봉구 노해로 395(창 4동, 한국타이어빌딩 304호)
         전화: 02-1544-6791(육체구원), 팩스:02)995-3819
         email: emyanggg@naver.com

ⓒ 著作者 おおたふみあき
原 題   ウォルター先生の水素のはなし
出版社   (株)産學社

이 책의 저작권은 일본 출판사와의 독점계약으로 한국식용수소연구소가 소유합니다.
저작권법에 의하여 보호를 받는 저작물이므로, 사전 서면에 의한 허락 없이는 내용의 일부 또는 전부를 무단전재, 무단복제를 절대 금합니다.

ISBN 978-89-962020-6-6 03510